Rahma Gargouri
Rym Khemakhem
Nesrine Kallel

Aspectos radiológicos da sarcoidose medisatino-pulmonar

Rahma Gargouri
Rym Khemakhem
Nesrine Kallel

Aspectos radiológicos da sarcoidose medisatino-pulmonar

ScienciaScripts

Imprint

Any brand names and product names mentioned in this book are subject to trademark, brand or patent protection and are trademarks or registered trademarks of their respective holders. The use of brand names, product names, common names, trade names, product descriptions etc. even without a particular marking in this work is in no way to be construed to mean that such names may be regarded as unrestricted in respect of trademark and brand protection legislation and could thus be used by anyone.

Cover image: www.ingimage.com

This book is a translation from the original published under ISBN 978-620-6-70746-2.

Publisher:
Sciencia Scripts
is a trademark of
Dodo Books Indian Ocean Ltd. and OmniScriptum S.R.L publishing group

120 High Road, East Finchley, London, N2 9ED, United Kingdom
Str. Armeneasca 28/1, office 1, Chisinau MD-2012, Republic of Moldova, Europe
Printed at: see last page
ISBN: 978-620-7-95371-4

Copyright © Rahma Gargouri, Rym Khemakhem, Nesrine Kallel
Copyright © 2024 Dodo Books Indian Ocean Ltd. and OmniScriptum S.R.L publishing group

Conteúdo

CAPÍTULO 1

A) **INTRODUÇÃO:**

A sarcoidose é uma doença de causa desconhecida que se desenvolve principalmente em doentes com idades compreendidas entre os 25 e os 45 anos (1,2).

A apresentação clínica da sarcoidose depende da intensidade e duração da inflamação e dos órgãos envolvidos. O envolvimento mediastino-pulmonar é o mais comum. Os fenótipos da doença são muito variáveis, desde formas completamente assintomáticas com alterações pulmonares encontradas incidentalmente em radiografias de tórax de rotina até quadros clínicos subagudos e agudos com lesões pulmonares dilapidantes e, por vezes, atípicas, que constituem um dilema diagnóstico (3). São frequentemente necessárias provas clínicas, biológicas, radiológicas e patológicas. A prova histológica é fornecida pela presença de um granuloma epitélio-gigantocelular sem necrose caseosa, excluindo outras causas de granulomatose, essencialmente a tuberculose (4,5). Na maioria dos casos, o tratamento terapêutico deve ter em conta a evolução espontânea inicial da doença. A intervenção terapêutica depende dos órgãos afectados e da gravidade da doença. A terapêutica com corticosteróides é o tratamento de primeira linha, pelo que nem sempre está indicada. Nas formas mediastino-pulmonares sintomáticas, a TAC torácica terá um papel fundamental na avaliação da evolução da doença.
tratamento.

CAPÍTULO 2

B) <u>DOENTES E MÉTODOS</u>

TIPO DE ESTUDO

Trata-se de um estudo retrospetivo descritivo e analítico que abrange um período de vinte anos, de janeiro de 2002 a dezembro de 2022, no Serviço de Pneumologia do Hospital Hédi Chaker de Sfax.

POPULAÇÃO-ALVO

O estudo incluiu 35 casos confirmados de sarcoidose mediastino-pulmonar. O diagnóstico baseou-se numa apresentação clínica, radiológica e biológica sugestiva, na demonstração de granulomas epitelióides e gigantocelulares sem necrose caseosa e na exclusão de qualquer outra doença granulomatosa (4,5,6).

Neste estudo, o diagnóstico de sarcoidose mediastino-pulmonar foi baseado na abordagem diagnóstica ilustrada na Figura 1 :

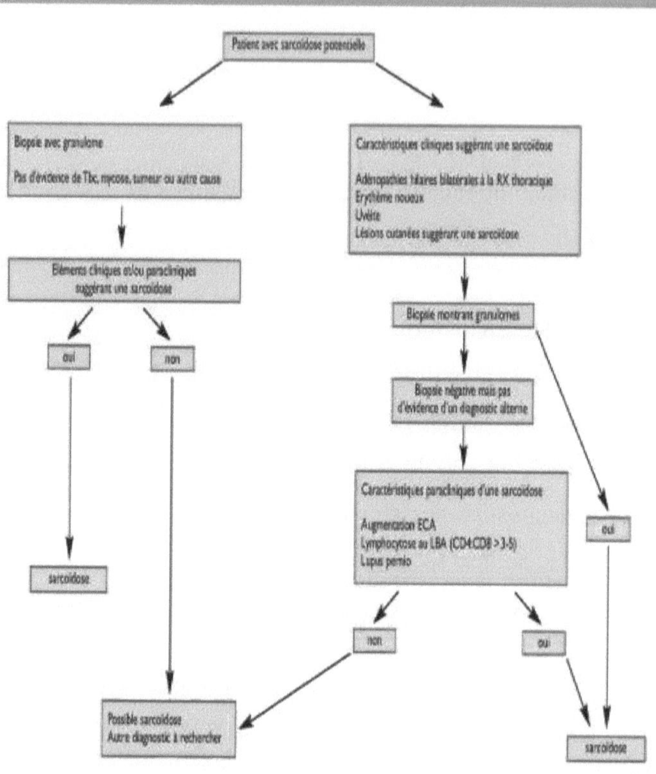

Figura 1: Abordagem de um doente com suspeita de sarcoidose (após

Jornal Médico Suíço, 2005; Sarcoidose: novos conceitos
abordagens patogénicas e terapêuticas de uma doença "antiga") (7).
O quadro seguinte apresenta os elementos de diagnóstico utilizados no nosso
trabalho para diagnosticar a sarcoidose mediastinopulmonar:

Quadro I: Elementos clínicos, radiológicos,
radiológicos, biológicos e histológicos utilizados no diagnóstico da
sarcoidose mediastino-pulmonar.

Provas que sugerem sarcoidose mediastinopulmonar	Caraterísticas

Clínica	Combinação de envolvimento intra-torácico com : 1. Doenças da pele (eritema nodoso, lúpus pernio) 2. Danos neurológicos (danos no VII nervo craniano) 3. Lesões oftalmológicas (uveíte) 4. Associação sindrómica (síndrome de Heerfoldt)
Radiológico	1. Adenopatias hilares bilaterais (a caraterística radiológica mais sugestiva).
	2. Micronódulos difusos predominantemente nas regiões superiores dos pulmões na radiografia normal do tórax. 3. Micronódulos linfáticos periféricos na TAC torácica.
Orgânico	1. Rácio CD4 / CD8 > 3,5 (o elemento biológico mais específico) 2. Linfocitose moderada no líquido de BAL 3. Níveis anormalmente elevados de ACE 4. Perturbação do equilíbrio fosfocálcico 5. Teste tuberculínico (para BK)
Histológico	Granuloma tuberculoso sem necrose caseosa (identificação deste aspeto histológico nos gânglios linfáticos linfáticos hilares e mediastínicos é de grande valor diagnóstico)

METODOLOGIA

Os dados foram recolhidos a partir dos registos médicos dos pacientes, utilizando um formulário pré-estabelecido para cumprir os objectivos do estudo.

Foram recolhidos os seguintes dados:

3.1.Dados sócio-demográficos

3.2.Hábitos de vida

3.4.Dados clínicos sobre a sarcoidose

3.4.1. Sinais funcionais gerais

Febre, astenia, anorexia e perda de peso.

3.4.2. Sinais funcionais torácicos

Dispneia, tosse, dor no peito, palpitações e hemoptise

A gravidade da dispneia foi classificada subjetivamente de acordo com

Escala de dispneia modificada do Medical Research Council (mMRC) em cinco

fases (8) (Anexo 1)

3.5.1. Dados de uma radiografia de tórax normal

A doença foi classificada em 4 tipos radiológicos de acordo com a classificação

de Siltzbach (9): (Anexo 2)

3.6. Dados da tomografia computorizada do tórax

3.6.1 Dados sobre o envolvimento do parênquima pulmonar

Lesões parenquimatosas elementares

- Micronódulos

- Nódulos

- Condensações parenquimatosas

- "Áreas hiperdensas de vidro despolido

- Aspeto de "pavimentação louca

- Espessamento peribroncovascular

- Espessamento das linhas septais

- Espessamento das linhas não septais

- Lesões de fibrose: bronquiectasias de tração,

Distorção testicular, distorção broncovascular, reticulações intra-lobulares, imagens em favo de mel, massa de fibrose.

- Cavidades

- Enfisema paracicatricial
- Aspergiloma
- Sinais de hipertensão pulmonar

3.6.2 Caraterísticas da doença pulmonar típica :

- O envolvimento parenquimatoso típico na sarcoidose consiste em lesões parenquimatosas elementares difusas, bilaterais e simétricas com uma distribuição peri-linfática, predominantemente nas regiões superior e média dos pulmões (10).
- As lesões típicas da fibrose são bronquiectasias de tração, distorção e reticulação (10).

3.6.3 Caraterísticas da doença pulmonar atípica

- Doença parenquimatosa unilateral
- Predomínio basal das lesões elementares
- Nódulos atípicos: nódulos com halo de vidro fosco, nódulos pseudotumorais
- Imagens em favo de mel basal
- Atelectasia e estenose brônquica
- Lesões da cavidade
- Bronquiectasias pós-obstrutivas
- Militar
- Envolvimento pleural: derrame pleural, pneumotórax

3.6.4 Distribuição das lesões parenquimatosas nos lóbulos

Frequência de envolvimento parenquimatoso em cada lobo

3.6.5 Predominância de lesões parenquimatosas

- Frequência de cada lesão parenquimatosa predominante
- Topografia da lesão parenquimatosa predominante: Difusa, região superior e/ou média, região inferior.

3.6.6 Dados sobre o envolvimento dos gânglios linfáticos

As medições de adenopatias estavam ausentes na maioria dos relatórios de TC, pelo que este parâmetro não foi estudado.

Localização das cadeias de gânglios linfáticos mediastínicos

- Hilários

- Paratraqueal

- Janela aorto-pulmonar

- Grupo de bifurcação

- Sob carenários

- Mediastino anterior

- Mediastino posterior

Frequência do envolvimento atípico dos gânglios linfáticos

a- Localização atípica das adenopatias :

- Adenopatias da cadeia posterior do mediastino

- Adenopatia da cadeia mamária interna

- a- Adenopatias diafragmáticas ou cardiofrénicas b- Adenopatias hilares

unilaterais c- Gânglios linfáticos calcificados

d- Adenopatia necrótica

Lesões escanográficas associadas

Dilatação do tronco da artéria pulmonar, dilatação das cavidades direitas e

micetomas.

3.6.7. Classificação da sarcoidose mediastinopulmonar por TC

C) <u>DEMONSTRAÇÃO DE RESULTADOS</u>

1. Prevalência

Durante o período em estudo, foram registados 35 casos de doentes com

sarcoidose mediastino-pulmonar, correspondendo a 0,13% de todos os

internamentos no serviço de pneumologia durante esse período.

2. Estudo clínico

Os sinais funcionais dos pacientes estão resumidos na Tabela II.

Tabela II: Tabela de resumo dos sinais funcionais apresentados pelos pacientes no momento do diagnóstico.

	Número de casos	Percentagem

Sinais gerais		
Febre	2	5.7
Astenia	19	54.3
Anorexia	10	28.6
Perda de peso	16	45.7
Sinais torácicos		
Tosse	28	80
Dispneia	29	82.9
0 mMRC	6	17
1 mMRC	19	54
2 mMRC	3	9
3 mMRC	3	9
4 mMRC	4	11
Dor no peito	11	31.4
Palpitações	5	14.3
Hemoptise	4	11.4

3. Estudo radiológico

3.1 Radiografia de tórax normal

Foram efectuadas radiografias do tórax em toda a população.

estudo.

De acordo com a classificação de Siltzbach, os tipos radiológicos mais frequentemente encontrados foram o tipo III em N=12 doentes, ou seja, 34,3%, e o tipo II em N=10 doentes, ou seja, 28,6% dos casos. (Figuras 2, 3, 4, 5 e 6).

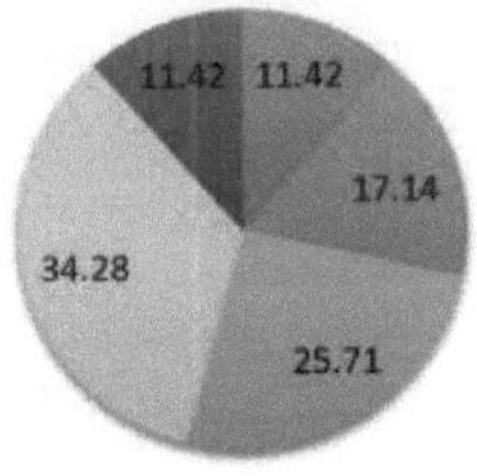

■ Fase 0 Fase I ■ Fase II HStadeIII "Fase IV

Figura 2: Estágios radiológicos da população estudada de acordo com a Classificação de Siltzbach.

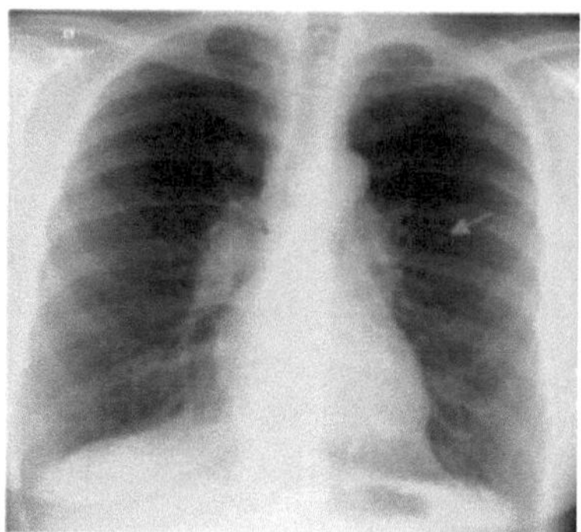

Figura 3: Radiografia torácica frontal de um doente seguido para

Sarcoidose mediastino-pulmonar em fase I.

Adenomegalia hilar bilateral ( ), simétrica, não compressiva.

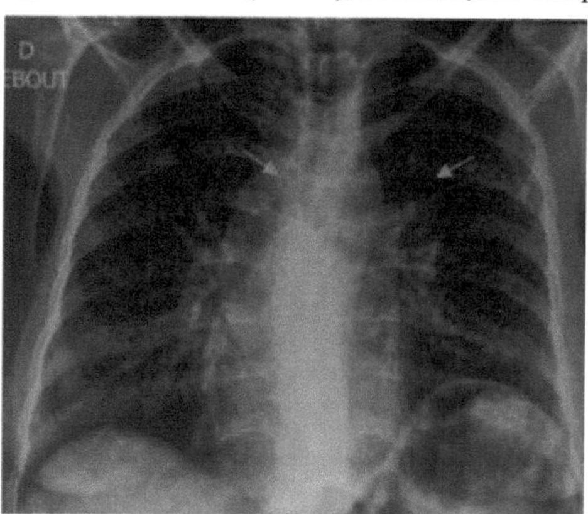

Figura 4: Radiografia torácica frontal de um doente seguido para

Sarcoidose mediastino-pulmonar de estádio II.

Envolvimento parenquimatoso bilateral com adenomegalia hilar bilateral ( ).

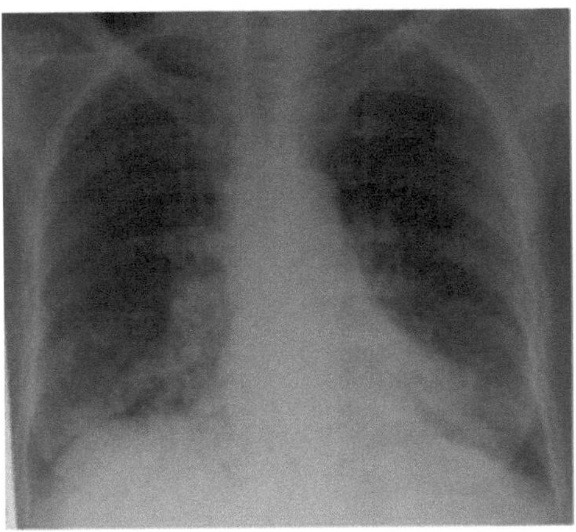

Figura 5: Radiografia torácica frontal de um doente seguido para

Sarcoidose mediastino-pulmonar de estádio III.

Infiltrados do parênquima pulmonar sem adenomegalia associada

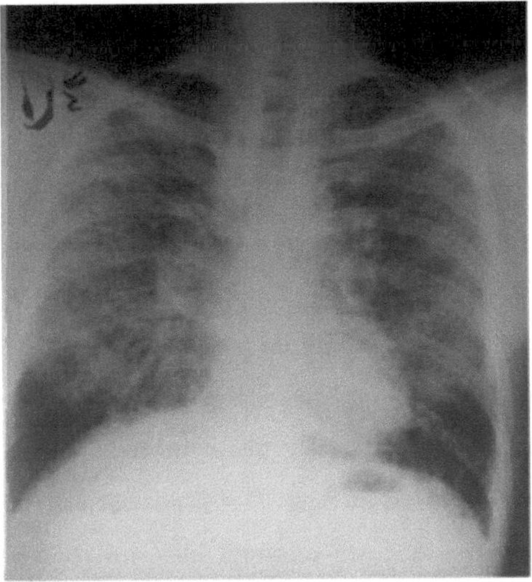

Figura 6: Radiografia torácica frontal de um doente com sarcoidose

mediastino-pulmonar em estádio IV.

Envolvimento parenquimatoso bilateral na fase de fibrose.

3.2 Dados de TC do tórax

A tomografia computorizada do tórax foi efectuada em toda a população estudada aquando da descoberta da doença. As anomalias encontradas foram por vezes múltiplas no mesmo doente, sendo dominado o envolvimento parenquimatoso com lesões elementares presentes em 32 doentes, ou seja, 91,4% dos casos. O envolvimento linfonodal ocorreu em 30 doentes (85,7% dos casos), como se pode observar na Figura 10.

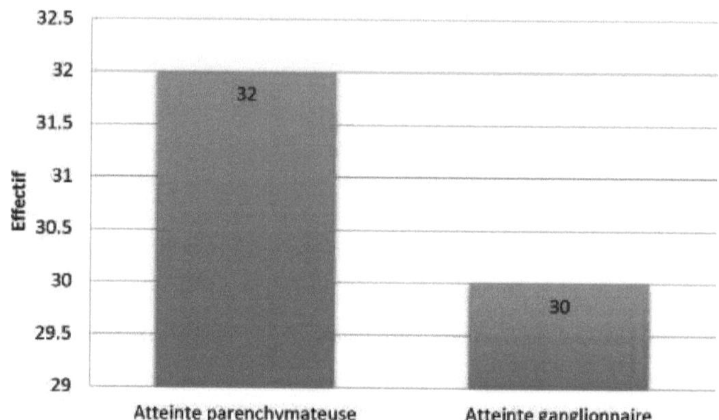

Figura 7: Distribuição dos tipos de anomalias encontradas na TC em

a população do estudo.

3.2.1 Doença do parênquima

3.2.1.1 Caraterísticas das lesões parenquimatosas elementares

Na nossa série, 32 doentes (91,4%) apresentavam lesões parenquimatosas elementares, que se encontram resumidas na Tabela VII.

As lesões parenquimatosas mais frequentes foram os micronódulos de distribuição perilinfática, bilaterais, de contornos nítidos e confluentes, encontrados em N= 25 doentes, ou seja, 71,4% dos casos. (Figura 8).

A localização subpleural e justa-scissural dos micronódulos foi altamente sugestiva da sua distribuição perilinfática, conferindo por vezes um aspeto nacarado à cissura, bem visível nas reconstruções sagitais (Figura 8).

Para além dos micronódulos, foram observados nódulos pulmonares em

N=18 doentes, ou seja, 51,4% dos casos. Na maioria dos casos, os nódulos eram sólidos, de tamanho sub-centimétrico e de contorno regular. Nalguns casos, o nódulo pulmonar estava rodeado por um colar de micronódulos, dando um aspeto caraterístico de "Sinal da Galáxia". (Figura 9)

O espessamento peri-broncovascular foi encontrado em 40% dos casos sob a forma de uma manga que envolve as estruturas brônquicas e vasculares sem qualquer sinal de compressão ou invasão. (Figura 10)

As linhas septais foram observadas em N=12 pacientes em 34,3% dos casos, e linhas não septais em 20% dos casos. (Figura 11).

As lesões sugestivas de fibrose estavam presentes em 7 doentes, ou seja, em 20% dos casos, tais como bronquiectasias de tração em 20% dos casos, distorções tesourais e broncovasculares em 20% dos casos e reticulações intralobulares em 14,3% dos casos. Em contraste, nódulos de fibrose e favo de mel estavam presentes em apenas 8,6% dos casos. (Figura 12)

As lesões cavitárias estavam presentes apenas num doente. Não foram registados casos de aspergiloma.

Tabela III: Distribuição das lesões parenquimatosas elementares na população estudada.

Lesões elementares	Número de casos	Percentagem
Micronódulos	25	71.4
Nódulos	18	51.4
Condensações parenquimatoso	7	20
Vidro fosco	10	28.6
Pavimentação louca	2	5.7
Espessamento broncovascular	14	40
Linhas septais	12	34.3
Linhas não-septais	7	20
Lesões fibrosantes	7	20
Bronquiectasia de	7	20
tração	7	20
Distorção da tesoura	7	20

Distorção bronco-vascular	5	14.3
Ligações cruzadas intra-lobular	3	8.6
Favo de mel	3	8.6
Massa de fibrose		
Cavidades	1	2.9
Enfisema paracicatricial	1	2.9
Aspergiloma	0	0
Sinais de HAP	3	8,6

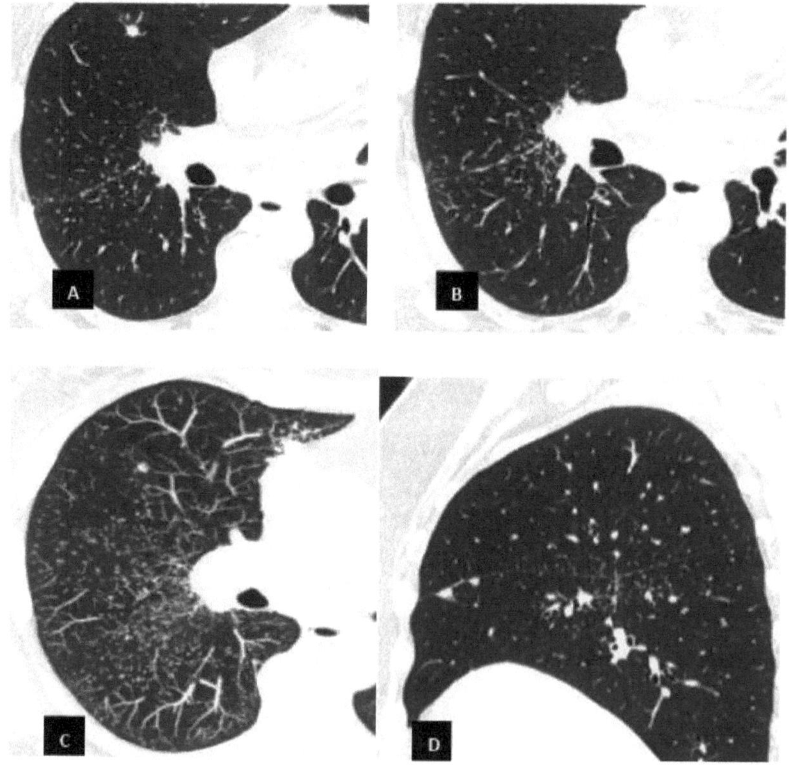

Micronódulos com contornos nítidos e densidade sustentada no centro e na periferia do lóbulo pulmonar secundário em corte axial (A, B), melhor evidenciados em modo MIP (C). A reconstrução sagital (D) confirma a presença de múltiplos nódulos justa-scissurais, confirmando a distribuição perilinfática dos micronódulos.

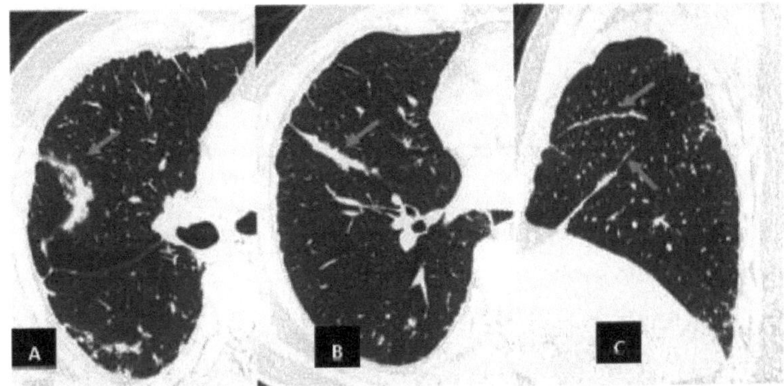

Figura 9: Micronódulos justascissurais dando um aspeto nacarado à cissura.

Múltiplos micronódulos juxtascissurais (   ) confluentes em locais de interesse para a
A pequena cissura (A) e a grande cissura (B) dão um aspeto nacarado às cissuras, que é
melhor
visto no plano sagital (C).

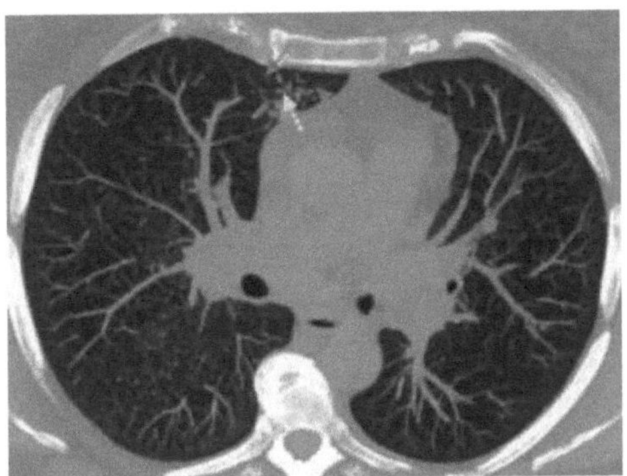

Figura 10: Nódulo pulmonar sub pleural no contexto de uma
sarcoidose mediastino-pulmonar.

Nódulo pulmonar subpleural no segmento ventral do LSD (; rodeado por um colar de micronódulos (   ) dando o aspeto caraterístico de

"Sinal da Galáxia". Existem múltiplos micronódulos de distribuição peri-linfática no campo pulmonar direito.

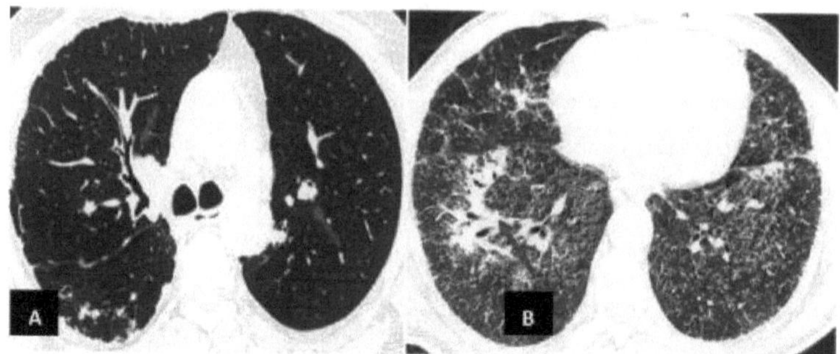

Figura 11: Espessamento peribroncovascular.

Inchaço à volta das estruturas broncovasculares (   ) mais acentuado na

no pulmão direito de dois doentes diferentes seguidos por sarcoidose mediastino-pulmonar, que pode ser perihilar proximal (A) ou mais periférica (B).

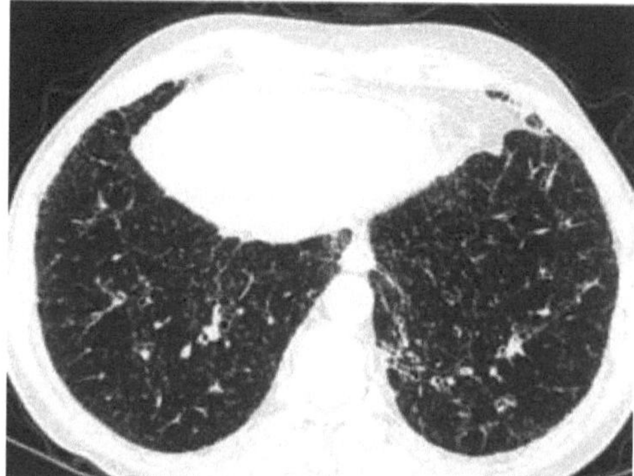

Figura 12: Espessamento da linha septal e não septal bi-basal na sarcoidose mediastino-pulmonar.

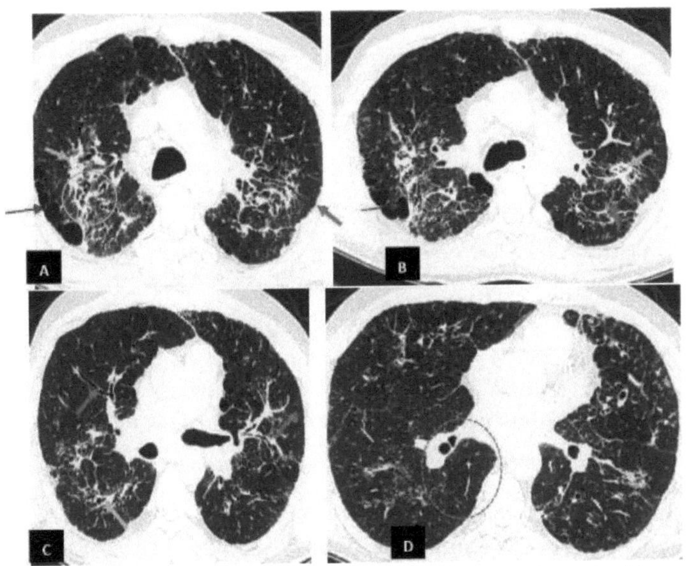

Figura 13: Sarcoidose mediastino-pulmonar na fase de fibrose.

Massas de fibrose retrátil bilaterais ( ) predominantemente na
regiões superiores associadas a bronquiectasias de tração ( ) e
distorção brônquica significativa (   ). Notar o foco de
distribuição linfática associada (   ) e enfisema paracicatricial
associado (   ).

3.2.1.2 . Frequência do envolvimento pulmonar típico

Na nossa série, 20 doentes apresentavam um envolvimento predominantemente
nodular. O envolvimento nodular simétrico bilateral difuso típico,
predominando nas regiões superior e média, foi encontrado em 15 doentes, ou
seja, 75% dos casos.

Sete pacientes apresentaram lesões fibróticas em nossa casuística. As lesões
fibróticas típicas (bronquiectasias de tração, distorção e reticulação) eram
predominantemente difusas ou nas regiões superior e média em seis pacientes
(85,7%). (Figura 14)

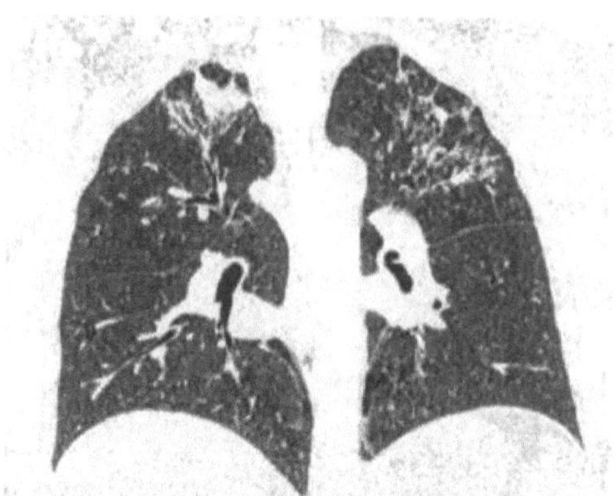

***Figura 14: Sarcoidose mediastino-pulmonar na fase de fibrose com
predomínio de lesões elementares.***

3.2.1.3 Frequência de lesões pulmonares atípicas

Na nossa série, foram encontradas 18 condições atípicas em 11 doentes, ou seja, 31,4% dos casos. (Tabela III)

A lesão atípica mais frequente foram os nódulos atípicos observados em quatro casos:

- Nódulos com auréola em vidro fosco: N=4 (11,4%)
- Nódulos pseudotumorais: N=3 (8,6%). (Figura 15).

Foi observada uma predominância basal de lesões elementares em três doentes. (Figura 16).

O envolvimento parenquimatoso unilateral foi encontrado em apenas um caso. (Figura 17)

Atelectasia e estenose brônquica foram encontradas em três doentes (8,6% dos casos).

Dois doentes apresentavam um aspeto miliar. (Figura 18).

Foram encontradas lesões cavitárias em apenas um caso, bem como favo de mel basal, bronquiectasia pós-obstrutiva e derrame pleural líquido.

Não foram detectados casos de pneumotórax.

***Tabela IV: Distribuição das lesões pulmonares atípicas nos
população estudada***

Doença pulmonar atípica	Número de casos	Percentagem
Doença parenquimatosa unilateral	1	2.9
Predominância basal lesões elementar	3	8.6
Nódulos com halo em vidro fosco	4	11.4
Nódulos pseudotumorais	3	8.6
Favo de mel basal	1	2.9
Atelectasia e estenose brônquica	3	8.6
Lesões da cavidade	1	2.9
Bronquiectasia post obstrutiva	1	2.9
Militar	2	5.7
Derrame pleural	1	2.9
Pneumotórax	0	0

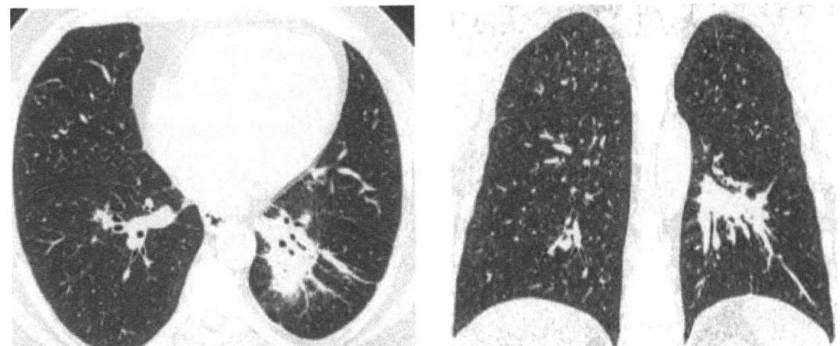

Figura 15: Sarcoidose na sua forma pseudotumoral

Condensação parenquimatosa pseudotumoral da LIG com broncograma aeriforme deformado rodeado por alguns micronódulos de distribuição perilinfática tratada com corticosteróides durante 2 anos. Na ausência de regressão desta condensação, o doente foi submetido a uma lobectomia inferior esquerda e o estudo anatomopatológico concluiu que se tratava de sarcoidose pseudotumoral.

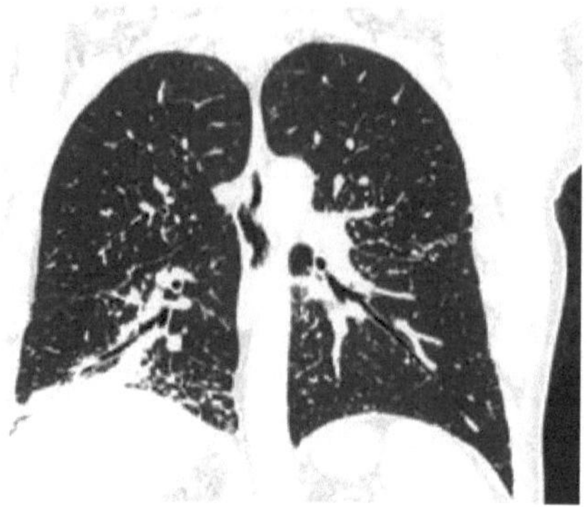

Figura 16: Sarcoidose mediastino-pulmonar atípica com predomínio de lesões basais.

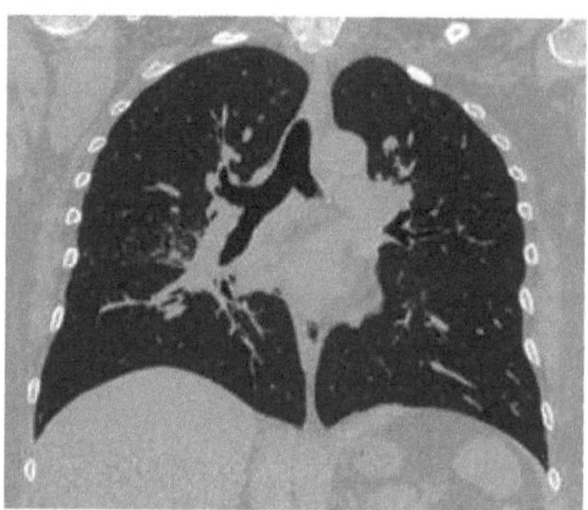

Figura 17: Sarcoidose mediastino-pulmonar atípica com envolvimento ***unilateral.***

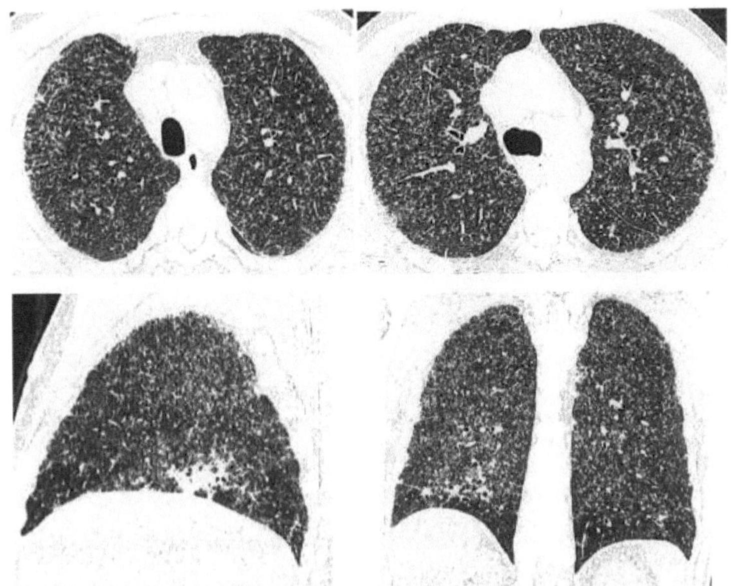

Figura 18: Sarcoidose mediastino-pulmonar atípica na sua forma miliar.

Numerosos micronódulos ubíquos, difusos e bilaterais associados a espessamento peribroncovascular no LID

3.2.1.4. Distribuição das lesões parenquimatosas nos lóbulos

Os lobos superior e médio foram os mais afectados pelas lesões. O pulmão direito foi mais frequentemente afetado, com o lobo superior direito afetado em 77,1% dos N=27 doentes, o lobo inferior direito em 51,4% dos casos e o lobo médio em 74,3% dos casos. (Tabela V)

Tabela V: Distribuição das lesões parenquimatosas nos lóbulos

Lóbulo afetado	Número de pacientes	Percentagem

Lobe touché	Nombre de patients	Pourcentage %
LSD	26	77.1
LSG	20	57.1
LM	26	74.3
LID	18	51.4
LIG	16	45.7

3.2.1.5 . Predominância de lesões parenquimatosas

3.2.1.5.1 Frequência das lesões parenquimatosas predominantes

Três doentes da nossa série não apresentavam lesões parenquimatosas elementares particularmente predominantes. Nos restantes doentes, as lesões predominantes mais frequentes foram os micronódulos, em N=13 doentes (40,6%), e os nódulos, em N=7 doentes (21,9%). A condensação foi a lesão predominante em dois pacientes. O favo de mel foi a lesão predominante em apenas um caso. (Figura 19)

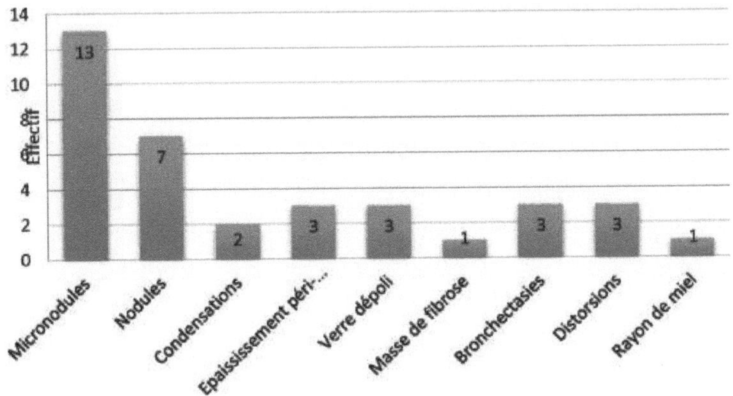

Figura 19: Distribuição das lesões parenquimatosas predominantes

na população estudada

3.2.1.5.2 Topografia das lesões parenquimatosas predominantes

As localizações das lesões predominantes estão resumidas no quadro X:

Os micronódulos distribuíram-se de forma difusa cm 46,2% dos casos e de forma mais alargada e/ou moderada em 53,8% dos casos.

- Os nódulos apresentavam uma distribuição difusa em 42,9% dos casos, uma distribuição superior e/ou moderada em 42,9% dos casos e uma distribuição inferior em apenas um caso (14,2%).

- A bronquiectasia foi superior e moderada em 66,7% dos casos.

- As distorções eram difusas em 66,7% dos casos e inferiores em 33,3%.

Tabela VI: Distribuição da topografia das lesões predominantes

na nossa série

Lesão predominante	Difusa	Superior e/ou média	Inferior
Micronódulos (N= 13)	6 (46.2%)	7 (53.8%)	0
Nódulos (N=7)	3 (42.9%)	3 (42.9%)	1 (14.2%)
Vidro fosco (N=3)	1 (33.3%)	2 (66.7%)	0
Espessamento broncovascular (N=3)	1 (33.3%)	2 (66.7%)	0
Condensações (N=2)	0	1(50%)	1(50%)
Bronquiectasia (N=3)	1 (33.3%)	2 (66.7%)	0
Distorções (N=3)	2 (66.7%)	0	1 (33.3%)
Massedefibrose (N=1)	0	1 (100%)	0
Favo de mel (N=1)	0	0	1 (100%)

3.2.2. Envolvimento dos gânglios linfáticos intra-torácicos

3.2.2.1 Frequência do envolvimento dos gânglios linfáticos intra-torácicos

Na nossa série, 5 doentes (14,3% dos casos) não apresentavam envolvimento linfonodal.

A adenopatia hilar foi o achado mais frequente em N=25 doentes, ou seja, 71,4% dos casos. (Tabela VII, Figura 20).

A adenopatia para-traqueal e a janela aorto-pulmonar foram as mais frequentes depois da adenopatia hilar. A adenopatia para-traqueal foi encontrada em N=21 doentes, ou seja, 60% dos casos, e localizava-se à direita na maioria dos doentes.

As adenopatias da janela aorto-pulmonar foram encontradas em N=19 doentes, ou seja, 54,3% dos casos. (Tabela VII, Figura 21).

Tabela II: Distribuição das adenopatias hilares e mediastinais em

a população do estudo

Adenopatia	Número de casos	Percentagem

Hilários	25	71.4
Paratraqueal	21	60
Janela aorto-pulmonar	19	54.3
Grupo de bifurcação	12	34.3
Sob carenários	8	22.9
Mediastinal anterior	14	54.3
Mediastinal posterior	5	14.3

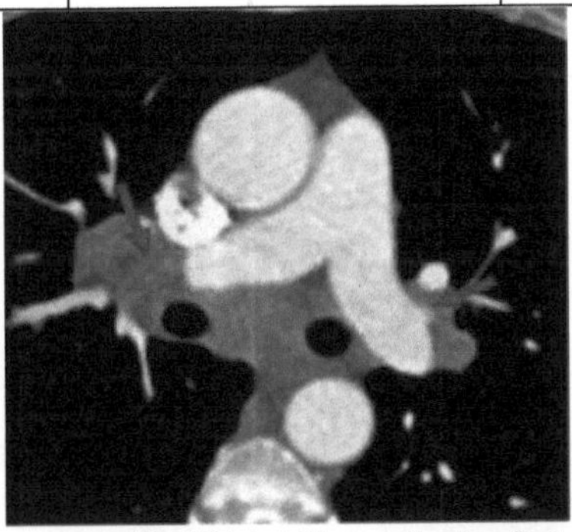

Figura 20: Adenomegalia hilar bilateral, simétrica e inespecífica.

compressivo

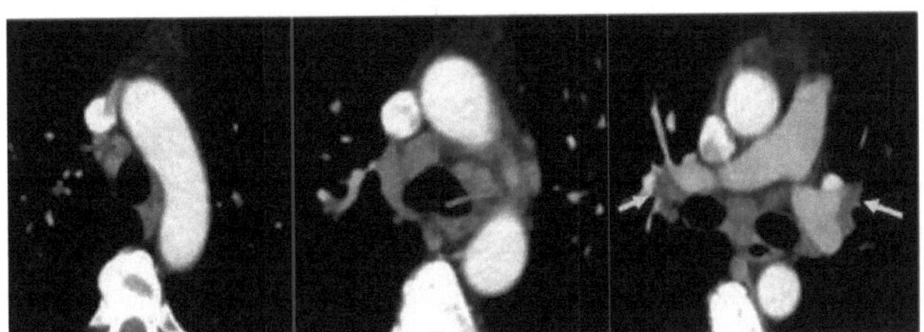

Figura 21: Localizações comuns da adenomegalia do mediastino

Múltiplas adenomegalias mediastinais agrupadas por localização envolvendo as seguintes cadeias: laterotraqueal inferior direita (4R) ()   (A), aorto -   janela (4R) (   ) (B), aorto - janela (4R) () (C).

pulmonar (5) (   ) (B) e hilar bilateral () (10).

3.2.2.2 Caraterísticas do envolvimento linfonodal atípico

Na nossa série, a localização atípica das adenopatias foi
observados em cinco doentes. Estes locais envolviam a cadeia
mediastínica posterior em cinco doentes e a cadeia mamária
num único doente.

A adenopatia hilar unilateral foi observada em apenas dois doentes.

A adenopatia compressiva foi observada em apenas um doente da nossa série.

Foram observadas adenopatias calcificadas em dois doentes.

(Figura 22).

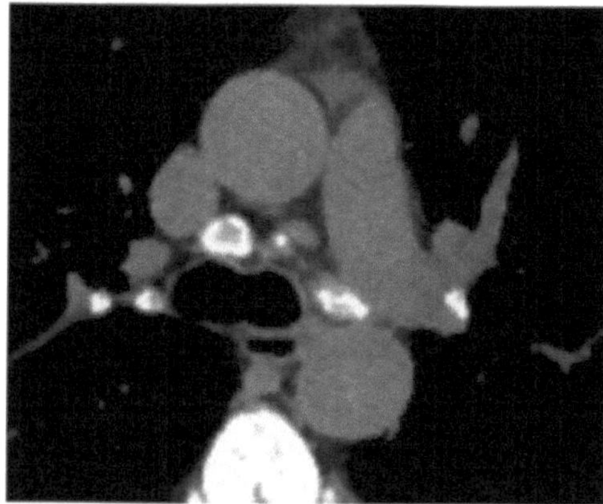

Figura 22: Adenopatia mediastinal calcificada em "casca de ovo" A
adenopatia necrótica foi observada apenas num doente.

3.2.2.3 Lesões escanográficas associadas

Para além das lesões parenquimatosas e linfonodais, a TAC

a dilatação do tronco da artéria pulmonar foi observada em 4

casos, ou seja, 11,42% dos casos, e dilatação das cavidades direitas com sinais
de

hipertensão pulmonar em 4 casos. (Figura 23).

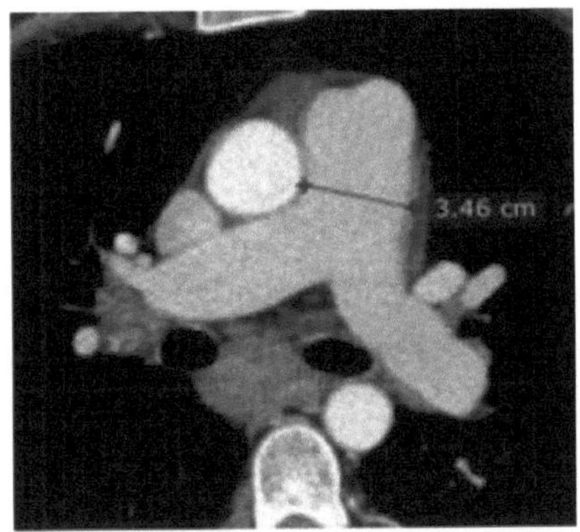

Figura 23: Dilatação do tronco da artéria pulmonar associada

3.2.2.4 Classificação escanográfica da sarcoidose mediastinopulmonar

Na nossa série, o estádio radiológico mais frequente foi o estádio II, encontrado em N=24 doentes (68,6%), seguido do estádio IV, encontrado em N=5 doentes (14,3%). Os estadios I e III foram igualmente menos frequentes (8,6% dos casos). (Figura 24).

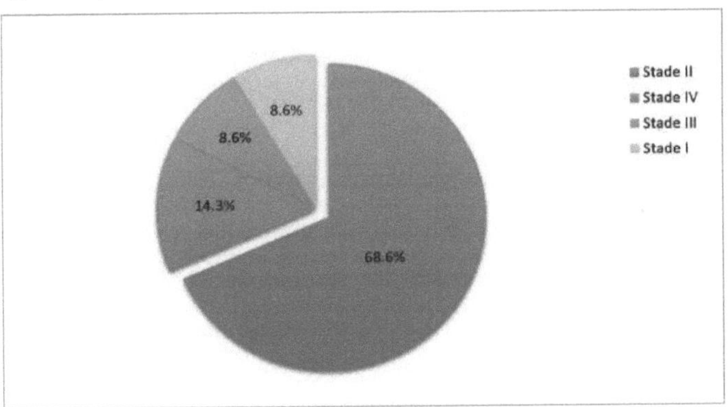

Figura 24: Distribuição dos estádios de rastreio da sarcoidose na população em estudo

CAPÍTULO 3

D) Discussão

Diagnóstico radiológico

A linfadenopatia hilar bilateral simétrica é uma caraterística da sarcoidose e pode ajudar a distinguir a sarcoidose de outras doenças responsáveis por linfadenopatia hilar e mediastínica.

A manifestação radiográfica típica do envolvimento parenquimatoso dos pulmões pela sarcoidose são micronódulos difusos que predominam nas partes superior e média dos pulmões (14).

Na TC torácica, os micronódulos peri-linfáticos são a anomalia mais comum na sarcoidose pulmonar (178). Na ausência de envolvimento parenquimatoso, a linfadenopatia hilar bilateral está presente em 98% dos casos (20).

1) Radiografia de tórax normal

A radiografia do tórax continua a ser um instrumento fundamental no diagnóstico da sarcoidose (11).

As anomalias radiográficas do tórax são observadas em mais de 90% dos doentes com sarcoidose torácica (12). Com base no aspeto da radiografia torácica, a doença é dividida em cinco estádios radiológicos descritos por Siltzbach (13), que vão desde a ausência de anomalias visíveis (estádio 0) até à fibrose terminal. Esta classificação da sarcoidose baseia-se na presença de adenopatias hilares ou mediastínicas, bem como na presença de infiltração pulmonar sem ou com fibrose (14).

Esta classificação justifica-se pelo seu valor diagnóstico e prognóstico, bem como pela probabilidade de resolução espontânea, que geralmente diminui à medida que a doença progride (15). No entanto, foi demonstrado que a radiografia torácica não é um indicador fiável da função pulmonar (15).

Os estádios radiológicos I e II são os mais frequentes de acordo com vários autores. (Quadro IX)

Na nossa população de estudo, o estádio radiológico mais frequente foi o estádio

III, encontrado em 34,4% dos casos, seguido do estádio II, encontrado em 25,7% dos casos.

Tabela IX: Classificação radiográfica da sarcoidose na literatura e na nossa série.

na literatura e na nossa série.

Estudo	País	Ano	Estádio				
			Fase 0	Fase I	II	Fase III	Fase IV
Tavana et al. (16)	Nigéria	2015	-	69%	10.9%	14.5%	5.5%
Nunes et al (17)	França	2005	8-16%	25 65%	14-49%	9.8%	5.4%
Bart et al. (18)	Suíça	2005	5-10%	50%	25%	15%	5-10%
Morar e Feldman(19)	África do Sul	2022	2.9%	23.5%	48%	15.7%	9.8%
Sreeja et al (20)	Índia	2022	-	40 50%	30-40%	15 20%	2-5%
A nossa série	Tunísia	2023	11.4%	17.1%	25.7%	34.3%	11.4%

2) Dados da tomografia computorizada torácica

A TC torácica proporciona uma investigação mais completa e sensível para a deteção de anomalias parenquimatosas e adenopatias torácicas (21). É também útil quando existe uma forte suspeita clínica de complicações como aspergiloma, infeção concomitante ou malignidade (22).

A tomografia computorizada do tórax mostra a linfadenopatia e a infiltração pulmonar com maior precisão do que as radiografias (11).

No nosso estudo, o envolvimento parenquimatoso com lesões elementares ocorreu em 32 doentes, ou seja, 91,4% dos casos. O acometimento linfonodal ocorreu em 30 pacientes (85,7% dos casos), o que está de acordo com os resultados da literatura (23), conforme demonstrado na Tabela X abaixo.

Tabela X: Frequência do envolvimento parenquimatoso e linfonodal

na literatura e na nossa série.

Estudo	País	Ano	Danos parenquimatoso	Danos gânglio linfático
Fourati (23)	Tunísia	2009	93%	100%
Mulleret al. (24)	Canadá	1989	80%	80%
Desloques (25)	França	2018	85%	85%
O nosso estudo	Tunísia	2023	91.4%	85.7%

2.1.Envolvimento do parênquima

2.1.1 Caraterísticas das lesões parenquimatosas elementares

A) A manifestação radiográfica típica do envolvimento do parênquima pulmonar pela sarcoidose consiste em micronódulos peri-linfáticos difusos que predominam nas partes superior e média dos pulmões (15,26). Estes micronódulos, visíveis na TAC, são formados pela fusão de granulomas sarcoides microscópicos (15), podendo fundir-se em nódulos irregulares rodeados por micronódulos (sinal da galáxia) (27).

Os micronódulos foram a forma de envolvimento mais frequente no nosso estudo, encontrados em 71,4% dos casos, o que é consistente com os resultados da literatura onde existem em 75% e 85,2% dos doentes respetivamente em Muller et al. (15) e Fourati (23). (Tabela X)

B) Os nódulos são opacidades pulmonares arredondadas que predominam nas regiões periféricas e parahilares e medem até 3 cm de diâmetro (15). Uma lesão maior que 3 cm é uma massa (28). O envolvimento parenquimatoso está geralmente presente em 25% dos casos (29,24).

C) O espessamento peribroncovascular resulta da presença de um agregado de granulomas no sistema linfático das bainhas conjuntivas peribroncovasculares (23). Trata-se de um espessamento regular ou irregular das paredes brônquicas e

30

dos contornos vasculares.

- As lesões nodulares (micronódulos e nódulos) e o espessamento peribroncovascular são as duas lesões elementares mais frequentes na nossa série, o que é consistente com os resultados da literatura, conforme ilustrado na tabela.

- As lesões nodulares foram frequentes na nossa série, o que é explicado pela frequência de nódulos atípicos e pela frequência de lesões em estádio II.

D) As condensações resultam da confluência de lesões nodulares, e predominam nas regiões superior e média dos pulmões (15). A sua frequência na nossa série foi de 20%, o que está de acordo com a literatura.

E) As opacidades em vidro fosco são a principal lesão radiológica em casos raros (30). Podem ser devidas a alveolite ou fibrose pulmonar em desenvolvimento, ocorrendo geralmente em 21-31% dos casos (31), o que é consistente com os resultados do nosso estudo. No estudo de Fourati, ocorreram em 51,8% dos casos, dada a elevada frequência da

fibrose.

F) O espessamento septal resulta de uma aglomeração de granulomas nos linfáticos dos septos interlobulares, pelo que a distribuição típica sugestiva de sarcoidose é perilinfática (15).

Na nossa série, este sinal radiológico esteve presente em 43,3% dos casos.

G) As lesões cavitárias estão presentes em menos de 5% dos casos na apresentação inicial, e acompanham uma doença muito ativa. A maioria das cavidades aparentes observadas nas imagens de TC são, de facto, bolhas ou quistos que se desenvolveram na fase fibrocística avançada da sarcoidose (32). Estas cavidades são revestidas por tecido fibroso denso e não por granulomas, uma vez que a cavitação ocorre mais frequentemente em áreas de fibrose avançada (33). O espessamento das paredes das cavidades diminui com o tratamento. O risco é o de infeção, nomeadamente de aspergilose do enxerto com hemoptise (27).

Na nossa série, a lesão cavitária foi encontrada em apenas um doente.

H) As lesões de fibrose incluem distorções broncovasculares e em tesoura, bronquiectasias de tração, favo de mel, reticulações intralobulares e massas de fibrose.

As distorções são principalmente de topografia superior e média no pulmão, afectando principalmente os brônquios do segmento dorsal do lobo superior direito (33). As distorções brônquicas com ou sem uma massa de fibrose estão associadas à TVO (27). O favo de mel está associado a uma síndrome restritiva franca e a uma redução acentuada da DLCO; esta lesão é mais frequentemente apical ou na fase média peri-hilar (27).

As massas de fibrose formam-se durante a evolução a longo prazo e estão normalmente localizadas no ápice.

Na nossa série, estas lesões estavam presentes em 20% dos casos, o que é consistente com a literatura, como ilustrado na Tabela XI abaixo.

Tabela III: Frequência das lesões elementares na literatura e na nossa série.

Lesões elementares	Fourati (23) Tunísia 2009	Muller et al. (24)	O nosso estudo
Micronódulos	85.2%	75%	71.4%
Nódulos	59.2%	25%	51.4%
Condensações parenquimatoso	25.9%	-	20%
Vidro fosco	51.8%	-	28.6%
Pavimentação louca	3.7%	-	5.7%
Espessamento broncovascular	70.4%	60%	40%
Linhas septais	66.7%	50%	34.3%
Bronquiectasia de tração	33.3%	-	20%
Distorção da tesoura	48.1%	-	20%

Distorção broncovascular	48.1%	-	20%
Intra-articulares lobular	18.5%	-	14.3%
Favo de mel	18.5%	-	8.6%
Massa de fibrose	11.1%	20%	8.6%
Cavidades	3.7%	-	2.9%
Aspergiloma	-	-	0
Sinais de PH	0	-	8,6%

A.1.2. Manifestações de envolvimento parenquimatoso típico :

O envolvimento parenquimatoso é típico quando apresenta as seguintes caraterísticas (29):

A) Lesões nodulares (micronódulos e nódulos)

Os micronódulos difusos perilinfáticos são o envolvimento típico mais comum na sarcoidose. A tomografia computorizada mostra lesões pequenas (2 a 4 mm de diâmetro), bem limitadas, bilaterais, simétricas e arredondadas que predominam nas regiões superior e média do pulmão em (75 a 90%) dos casos. Estes micronódulos coalescem em nódulos maiores (>5 mm).

B) Difusão linfática das lesões :

Difunde-se para o interstício peribroncovascular, o interstício subpleural e os septos interlobulares.

Na nossa série, 20 doentes apresentavam um envolvimento nodular predominante. O envolvimento nodular simétrico bilateral difuso típico, predominando nas regiões superior e média, foi encontrado em 15 doentes, ou seja, 75% dos casos, o que é consistente com os resultados da literatura (29).

C) Alterações fibróticas :

As lesões típicas de fibrose incluem reticulações, distorção arquitetural e bronquiectasias de tração (29), com predominância das lesões superiores e médias.

Sete pacientes apresentaram lesões fibróticas em nossa casuística. As lesões fibróticas típicas (bronquiectasias de tração, distorção e reticulação) eram predominantemente difusas ou nas regiões superior e média em seis doentes (85,7%).

D) As anomalias do parênquima elementar predominam nas zonas superior e média.

A.1.3. Manifestações de doença pulmonar atípica :

O envolvimento atípico é raramente observado na sarcoidose mediastino-pulmonar. Colocam problemas de diagnóstico diferencial e são normalmente encontrados em indivíduos idosos (23,33).

Na nossa série, 11 doentes ou 31,4% dos casos apresentavam lesões atípicas, o que é algo semelhante aos resultados do estudo de Maulat, onde estas lesões existiam em 21,7% dos casos. As diferenças na frequência de lesões parenquimatosas atípicas em relação à literatura devem-se ao pequeno número de doentes da nossa série e também à maior frequência de indivíduos idosos na nossa série.

A) Nódulos atípicos

Apontam para outra patologia. Ocorrem em 17% dos casos no estudo de Fourati com 29 casos (23). Na nossa série, quatro doentes (11,4% dos casos) apresentavam nódulos atípicos.

- Nódulos pseudotumorais :

Trata-se de nódulos com distribuição linfática ou nódulos solitários, que colocam o problema do diagnóstico diferencial com lesões secundárias e linfomas (23). Na nossa série, estes nódulos estavam presentes em três doentes, ou seja, 8,6% dos casos, o que é consistente com a literatura.

- Nódulos com auréola de vidro moído :

Colocam o problema do diagnóstico diferencial com doentes com infecções pulmonares oportunistas em doentes imunocomprometidos (aspergilose) e sarcoma de Kaposi. Na nossa série, estes nódulos ocorreram em 11,4% dos casos.

B) Envolvimento parenquimatoso unilateral :

O envolvimento atípico é observado quando o envolvimento parenquimatoso é unilateral (35), o que coloca o problema do diagnóstico diferencial com a linfangite carcinomatosa (23). Na nossa série, apenas um doente apresentava envolvimento estritamente unilateral, o que é consistente com a literatura.

C) Predomínio basal das lesões parenquimatosas :

As lesões parenquimatosas elementares da sarcoidose raramente predominam nas regiões basais do pulmão.

Na nossa série, três doentes apresentavam um predomínio de lesões elementares nas regiões basais.

8) Hiperdensidades em vidro fosco :

Foram encontrados em 28% dos casos na nossa série.

D) O favo de mel basal :

O favo de mel é mais frequentemente apical ou na camada média perihilar, ao contrário da fibrose pulmonar idiopática, onde é periférico, basal e subpleural(30). Apenas um doente da nossa série apresentava favo de mel basal.

E) Atelectasia e estenose brônquica :

A obstrução dos brônquios lobares ou segmentares por pequenos granulomas endobrônquicos ou gânglios linfáticos peribrônquicos aumentados leva a atelectasia (36).

Na nossa série, três pacientes (8,6%) apresentaram atelectasia, o que está de acordo com a literatura.

F) Cavidades :

Na nossa série, as cavidades estavam presentes em apenas um caso, o que é consistente com a literatura.

G) Bronquiectasias pós-obstrutivas :

Trata-se de dilatações brônquicas pós-obstrutivas nas fases não fibrosantes da doença, relacionadas com o desenvolvimento endobrônquico de grandes granulomas no início da doença (23).

Na nossa série, apenas um doente apresentava bronquiectasias pós-obstrutivas.

H) Militares:

Estas lesões são muito raras (<1%) nos casos. A sua presença coloca o problema do diagnóstico diferencial com a tuberculose, as lesões secundárias e a pneumoconiose (37).

Na nossa série, dois doentes apresentavam doença miliar.

I) Envolvimento pleural :

O envolvimento pleural é muito raro na sarcoidose, ocorrendo em apenas 1 a 4% dos casos. O derrame pleural é geralmente pequeno e desaparece dentro de dois a três meses (38). O pneumotórax resulta da rutura de uma bolha enfisematosa nas fases fibróticas tardias da doença (38).

Na nossa série, o derrame pleural esteve presente em apenas um doente. O pneumotórax não esteve presente em nenhum caso.

A tabela seguinte (XII) mostra a frequência do envolvimento parenquimatoso atípico na literatura e na nossa série.

Quadro IV: Comparação da frequência das lesões pulmonares atípico entre o nosso estudo e o estudo de Fourati (23)

Doença atípica	Fourati (23) Tunísia 2009	A nossa série
Nódulospseudo tumores	17%	8.6%
Nódulos com auréola em vidro fosco	0	11.4%
Danos unilaterais	0	2.9%
Predominância basal lesões	0	8.6%
Favo de mel basal	10%	2.9%
Atelectasia e estenose brônquica	5%	8.6%
Bronquiectasia post	10%	2.9%

obstrutiva		
militar	0	5.7%
Cavidades	3.4%	2.9%
Derrame pleural	3.4%	2.9%
Pneumotórax	0	0

A.1.4. Distribuição das lesões parenquimatosas nos lóbulos

O envolvimento dos lobos superior e médio foi o mais frequente. O pulmão direito foi mais frequentemente afetado no estudo de Adila et al (39) e no estudo de Fourati (23), o que é consistente com os resultados da nossa série (Quadro XIII).

Tabela V: Distribuição das lesões parenquimatosas nos lobos na literatura e no nosso estudo.

Lóbulo afetado	Adila et al (39)	Fourati (23)	A nossa série
Lobe touché	Adila et al. (39)	Fourati (23)	Notre série
LSD	80.8%	70.6%	77.1%
LSG	71.8%	58.8%	57.1%
LM	80.8%	85.3%	74.3%
LID	-	58.8%	51.4%
LIG	-	41.2%	45.7%

A.1.5. Predominância de lesões parenquimatosas

A.1.5.1.   Frequência das lesões parenquimatosas predominantes

As lesões nodulares e o espessamento peribroncovascular foram as lesões predominantes mais frequentes na literatura (23,40), o que é consistente com os resultados do nosso estudo. Tabela

A condensação foi a lesão predominante em 6% dos casos em Augier et al, o que é consistente com os resultados do nosso estudo.

Bronquiectasias e distorções foram as lesões de fibrose predominantes mais frequentes no estudo de Fourati (23), o que é consistente com os resultados do nosso estudo. (Tabela XIV)

Tabela VI: Frequência das lesões predominantes e comparação com os resultados da literatura.

Lesão predominante	Fourati (23)	Augier et al. (41)	O nosso estudo
Micronódulos	27.9%	27%	43.8% (N=13)
Condensações	-	6%	6.25%
Nódulos	18.5%	7%	21.9%
Espessamento periférico broncovascular	14.8%	12%	9.4%
Vidro fosco	14.8%	11%	9.4%
Massa de fibrose	3.7%	9%	3.1%
Bronquiectasia	7.4%	-	9.4%
Distorções	11.1%	-	9.4%
Favo de mel	3.7%	-	3.1%

A.1.5.2. Topografia das lesões parenquimatosas predominantes

Na nossa série, observámos uma distribuição preferencial das lesões nas regiões superior e/ou média ou de forma difusa. Este facto é consistente com a patogénese da sarcoidose que, devido ao tropismo linfático, se localiza preferencialmente nas regiões posteriores e superiores, especialmente à direita, onde a drenagem linfática é mais comprometida.

A.2. Doença dos gânglios linfáticos intra-torácicos

A.2.1. Frequência do envolvimento dos gânglios linfáticos intratorácicos

A presença de adenopatias hilares e mediastinais bilaterais, simétricas, satélite ao eixo traqueobrônquico, volumosas e não compressivas, é típica do envolvimento linfonodal na sarcoidose (35).

Na nossa série, as cadeias linfonodais mais frequentemente envolvidas foram as cadeias hilares (71,4%) e as cadeias paratraqueais (60%). Este facto é consistente com os resultados da literatura. (Tabela XV)

- A janela aorto-pulmonar esteve envolvida em 54,3% dos casos, o que é consistente com os resultados do nosso estudo.

- A cadeia mediastinal anterior foi envolvida em 54,3% dos casos, concordando com os resultados de Fourati (23).

- A cadeia subcarinal foi afetada em 42,85% dos casos. O grupo da bifurcação foi afetado em 34,3% dos casos. Estas diferenças de frequência podem ser explicadas pelo pequeno número de doentes da nossa série.

Tabela VII: Distribuição do envolvimento dos gânglios linfáticos intratorácicos

no nosso estudo e na literatura.

Danos gânglio linfático	Desloques (131)	Fourati(13 5)	A nossa série
Hilários	97%	86.2%	71.4%
Paratraqueal	71%	86.2%	60%
Aorto pulmonar	76%	69%	54.3%
Grupo bifurcação	-	79.3%	34.3%
Sob carenários	21%	79.3%	22.9%
Mediastinal anterior	16%	51.7%	54.3%
Mediastinal posterior	-	20.7%	14.3%

A.2.2. Caraterísticas do envolvimento linfonodal atípico

A) Adenopatia do mediastino em localizações atípicas

Estas localizações envolvem os gânglios linfáticos diafragmáticos ou cardiofrénicos, a cadeia mamária interna e a cadeia mediastínica posterior. No estudo de Fourati, a localização atípica das adenopatias mediastínicas foi encontrada em 24% dos casos, o que é consistente com os resultados da nossa série, em que elas existiam em 18% dos doentes. O envolvimento da cadeia mediastínica posterior foi observado em cinco doentes e o envolvimento da cadeia mamária interna em apenas um doente.

B) Adenopatia hilar unilateral e/ou assimétrica

A linfadenopatia hilar bilateral e simétrica é atípica na sarcoidose (42). A linfadenopatia hilar unilateral e assimétrica é rara, ocorrendo em menos de 5% dos casos. É mais comum em indivíduos com mais de 50 anos (43).

Esta situação coloca o problema do diagnóstico diferencial com a tuberculose, o linfoma e as lesões secundárias (44).

Na nossa série, a adenopatia hilar unilateral foi observada em dois doentes (5,7% dos casos), o que é consistente com a literatura.

C) Natureza calcificada das adenopatias (calcificações em casca de ovo)

Sugerem a silicose, a pneumoconiose e a amiloidose (42). A sarcoidose é a causa mais comum desta forma de calcificação da adenopatia em doentes sem exposição ocupacional a silicose ou pneumoconiose (34).

Os gânglios linfáticos calcificados aumentam de frequência com a idade da doença, ocorrendo em 3% dos casos após 5 anos e em 20% dos casos após 10 anos (34).

Na nossa série, foram observadas adenopatias calcificadas em dois doentes.

D) Adenopatia necrótica

Trata-se de adenopatias hipodensas com centros necróticos. São uma apresentação excecional na sarcoidose, de acordo com o estudo de Maulat (45). Maulat acredita que a sua frequência é subestimada porque o contraste não é injetado por rotina.

Na nossa série, a localização atípica das adenopatias foi observada em cinco doentes. Estas envolveram a cadeia mediastinal posterior em cinco pacientes e a cadeia mamária interna em um paciente.

E) Carácter compressivo da adenopatia

Geralmente, as adenopatias da sarcoidose não comprimem as estruturas adjacentes (vasos e vias aéreas) (42).

Na nossa série, a natureza compressiva foi observada em apenas um caso, em que um paciente apresentava grandes adenopatias hilares comprimindo a artéria pulmonar.

A.3. Lesões escanográficas associadas

Podem ser observados sinais radiológicos de hipertensão pulmonar e dilatação das cavidades direitas. Na hipertensão pulmonar, os sinais de distorção, fibrose e compressão da artéria pulmonar por gânglios linfáticos podem sugerir a sarcoidose como causa (45). Os micetomas também podem ser observados em formas muito avançadas de sarcoidose. Podem ser o local de uma infeção aspergilar (10).

Na nossa série, a tomografia computadorizada revelou dilatação do tronco da artéria pulmonar em 4 casos, ou seja, 11,42% dos casos, e dilatação das cavidades direitas com sinais de hipertensão pulmonar em 4 casos.

Não foram registados micetomas em nenhum caso.

CAPÍTULO 4

E) **Conclusão**

A apresentação clínica da sarcoidose depende da intensidade e duração da inflamação e dos órgãos envolvidos. Os fenótipos da doença são muito variáveis, desde formas completamente assintomáticas com alterações pulmonares encontradas incidentalmente em radiografias de tórax de rotina até apresentações clínicas subagudas e agudas. Anomalias na radiografia de tórax são observadas em mais de 90% dos pacientes com sarcoidose torácica, tanto na literatura quanto em nossa série (12).

A tomografia computorizada torácica desempenha um papel muito importante no diagnóstico e na monitorização da doença. Ela fornece um estudo mais completo e sensível para a deteção de anormalidades parenquimatosas e adenopatias torácicas. Os micronódulos foram a lesão mais frequente no nosso estudo, encontrados em 71,4% dos casos, o que está de acordo com os resultados da literatura. (23,24)

Referências

1. Hillerdal G, Nöu E, Osterman K, Schmekel B. Sarcoidose: epidemiologia e prognóstico. Um estudo europeu de 15 anos. Am Rev Respir Dis. 1984 Jul;130(1):29-32.

2. Baughman RP, Teirstein AS, Judson MA, Rossman MD, Yeager H, Bresnitz EA, et al. Caraterísticas clínicas dos doentes num estudo de controlo de casos de sarcoidose. Am J Respir Crit Care Med. 2001 Nov 15;164(10 Pt 1):1885-9.

3. Spagnolo P, Rossi G, Trisolini R, Sverzellati N, Baughman RP, Wells AU. Sarcoidose pulmonar. The Lancet Respiratory Medicine. 2018 maio; 6 (5): 389-402.

4. Baughman RP, Iannuzzi MC. Diagnóstico de sarcoidose: quando é que uma espreitadela é suficiente? Chest. 2000 Apr;117(4):931-2.

5. Lemerre D, Caron F, Delval O, Jm G, Hira M, Jc M, et al. Thyroid manifestations in sarcoidosis: a case report. Revue De Pneumologie Clinique [Internet]. 2008 Feb 22 [citado 2023 Jul 27]

6. Valeyre D, Brauner M, Bernaudin JF, Carbonnelle E, Duchemann B, Rotenberg C, et al. Diagnóstico diferencial de sarcoidose pulmonar: uma revisão. Front Med. 2023 maio 12; 10:1150751.

7. BART PA, ZUBER JP, LEIMGRUBER A, SPERTINI F. Sarcoidose: novos conceitos patogénicos e terapêuticos para uma doença "antiga": Allergo-imunologia. Rev méd suisse. 2005 ;1(15):1026-38.

8. Mahler DA, Wells CK. Avaliação de métodos clínicos para classificar a dispneia. Chest. 1988 Mar ;93(3):580-6.

9. Baughman RP, Culver DA, Judson MA. Uma revisão concisa da sarcoidose pulmonar. Am J Respir Crit Care Med. 2011 Mar 1;183(5):573-81.

10. Criado E, Sánchez M, Ramírez J, Arguis P, de Caralt TM, Perea RJ, et al. Sarcoidose pulmonar: manifestações típicas e atípicas em TC de alta resolução com correlação patológica. Radiographics. 2010 Oct;30(6):1567-86.

11. Lynch JP, Kazerooni EA, Gay SE. Pulmonary sarcoidosis. Clin Chest Med. 1997 Dec;18(4):755-85.

12. Baughman RP, Teirstein AS, Judson MA, Rossman MD, Yeager H, Bresnitz EA, et al. Caraterísticas clínicas dos doentes num estudo de controlo de casos de sarcoidose. Am J Respir Crit Care Med. 2001 Nov 15;164(10 Pt 1):1885-9.

13. Siltzbach LE, James DG, Neville E, Turiaf J, Battesti JP, Sharma OP, et al. Course and prognosis of sarcoidosis around the world. Am J Med. 1974 Dec;57(6):847-52.

14. Declaração sobre sarcoidose. Declaração conjunta da American Thoracic Society (ATS), da European Respiratory Society (ERS) e da World Association of Sarcoidosis and Other Granulomatous Disorders (WASOG)

15. Lee GM, Pope K, Meek L, Chung JH, Hobbs SB, Walker CM. Sarcoidose: um diagnóstico de exclusão. American Journal of Roentgenology. 2020 Jan;214(1):50-8.

16. Tavana S, Alizadeh M, Mohajerani SA, Hashemian SM. Manifestações pulmonares e extra-pulmonares da sarcoidose. Niger Med J. 2015;56(4):258-62.

17. Nunes H, Soler P, Valeyre D. Sarcoidose pulmonar. Allergy. 2005 May;60(5):565-82.

18. BART PA, ZUBER JP, LEIMGRUBER A, SPERTINI F. Sarcoidose: novos conceitos patogénicos e terapêuticos para uma doença "antiga": Allergo-imunologia. Rev méd suisse. 2005 ;1(15):1026-38.

19. Morar R, Feldman C. Sarcoidose em Joanesburgo, África do Sul: um estudo retrospetivo. Afr J Thoracic Crit Care Med. 2022 Dez 19 ;150-6.

20. Sreeja C, Priyadarshini A, Premika, Nachiammai N. Sarcoidose - Um artigo de revisão. J Oral Maxillofac Pathol. 2022;26(2):242.

21. Desloques L. Imagem de manifestações torácicas extratorácicas da sarcoidose. Congresso apresentado em; 2018; Imagerie Polyclinique Cote Basque Sud - Saint Jean de Luz.

22. Nunes H, Brillet PY, Valeyre D, Brauner MW, Wells AU. Imagiologia na sarcoidose. Semin Respir Crit Care Med. 2007 Feb;28(1):102-20.

23. Fourati H. Imagens da sarcoidose: Estudo retrospetivo de 29 casos de sarcoidose mediastino-pulmonar e revisão iconográfica das suas manifestações

extra-torácicas [Tese]. Faculté de médecine de sfax; 2009.

24. Muller N, Kullnig P, Miller R. Os achados de TC da sarcoidose pulmonar: análise de 25 pacientes. American Journal of Roentgenology. 1989 Jun;152(6):1179-82.

25. Desloques L. Imagem de manifestações torácicas extratorácicas da sarcoidose. Congresso apresentado em; 2018; Imagerie Polyclinique Cote Basque Sud - Saint Jean de Luz.

26. Bein ME, Putman CE, McLoud TC, Mink JH. Uma reavaliação da linfadenopatia intratorácica na sarcoidose. AJR Am J Roentgenol. 1978 Sep;131(3):409-15.

27. Uzunhan Y, Jeny F, Crockett F, Piver D, Kambouchner M, Valeyre D, et al. Pulmonary sarcoidosis: clinical aspects and treatment modalities. La Revue de Médecine Interne. 2016 Sep 1;37(9):594- 607.

28. Hansell DM, Bankier AA, MacMahon H, McLoud TC, Müller NL, Remy J. Fleischner Society: glossário de termos para imagiologia torácica. Radiology. 2008 Mar;246(3):697-722.

29. Criado E, Sánchez M, Ramírez J, Arguis P, de Caralt TM, Perea RJ, et al. Sarcoidose pulmonar: manifestações típicas e atípicas em TC de alta resolução com correlação patológica. Radiographics. 2010 Oct;30(6):1567-86.

30. Uzunhan Y, Jeny F, Crockett F, Piver D, Kambouchner M, Valeyre D, et al. Pulmonary sarcoidosis: clinical aspects and modalities.
terapêutica. Jornal de Medicina Interna. 2016 Sep 1;37(9):594- 607.

31. Augier A, Brillet PY, Duperon F, Nunes H, Valeyre D, Brauner M. Análise tomográfica de 500 casos de sarcoidose pulmonar. Journal de Radiologie. 2005 Oct 1;86(10):1385.

32. Ichikawa Y, Fujimoto K, Shiraishi T, Oizumi K. Sarcoidose cavitária primária: achados de TC de alta resolução. AJR Am J Roentgenol. 1994 Sep;163(3):745.

33. Maulat I. Aspectos tomográficos das formas raras e/ou atípicas de sarcoidose. [Tese de doutoramento em medicina]. [Paris]; 2003.

34. Chiles C. Caraterísticas imagiológicas da sarcoidose torácica. Semin Roentgenol. 2002 Jan;37(1):82-93.

35. Javot L, Tala S, Scala-Bertola J, Massy N, Trenque T, Baldin B, et al. Sarcoidose e anti-TNF: um efeito de classe paradoxal? Análise de casos na base de dados francesa de farmacovigilância e revisão da literatura. Therapies. 2011 Mar 1;66(2):149-54.

36. Lenique F, Brauner MW, Grenier P, Battesti JP, Loiseau A, Valeyre D. Avaliação por TC dos brônquios na sarcoidose: correlações endoscópicas e patológicas. Radiology. 1995 Feb;194(2):419-23.

37. Wells A. Tomografia computorizada de alta resolução na sarcoidose: uma perspetiva clínica. Sarcoidosis Vasc Diffuse Lung Dis. 1998 Sep;15(2):140-6.

38. Soskel NT, Sharma OP. Pleural involvement in sarcoidosis. Curr Opin Pulm Med. 2000 Sep;6(5):455-68.

39. Adila F, Boucetta R, Chiba F, Brahimi T, Ziane F, Zitouni A. Thoracic imaging of sarcoidosis. Revue des Maladies Respiratoires Actualités. 2022 Jan 1;14(1):219.

40. Análise tomográfica de 500 casos de sarcoidose pulmonar. Journal of Radiology. 2005 Oct 1;86(10):1385.

41. Augier A, Brillet PY, Duperon F, Nunes H, Valeyre D, Brauner M. Análise tomográfica de 500 casos de sarcoidose pulmonar. Journal de Radiologie. 2005 Oct 1;86(10):1385.

42. Valeyre D, Brauner M, Bernaudin JF, Carbonnelle E, Duchemann B, Rotenberg C, et al. Diagnóstico diferencial de sarcoidose pulmonar: uma revisão. Front Med. 2023 maio 12; 10:1150751.

43. Park HJ, Jung JI, Chung MH, Song SW, Kim HL, Baik JH, et al. Manifestações típicas e atípicas da sarcoidose intratorácica. Korean J Radiol. 2009;10(6):623-31.

44. Rockoff S, Rohatgi P. Unusual manifestations of thoracic sarcoidosis. American Journal of Roentgenology. 1985 Mar;144(3):513-28.

45. Maulat I. Aspectos tomográficos das formas raras e/ou atípicas de

sarcoidose. [Tese de doutoramento em medicina]. [Paris]; 2003.

46. Nunes H, Humbert M, Capron F, Brauner M, Sitbon O, Battesti JP, et al. Hipertensão pulmonar associada à sarcoidose: mecanismos, hemodinâmica e prognóstico. Thorax. 2006 Jan;61(1):68-74.

Apêndice 1: Classificação da dispneia de acordo com a escala de dispneia mMRC modificada.

Estádio	Descrição
0	Sem dispneia, exceto em caso de esforço físico intenso.
1	Dispneia ao caminhar rapidamente num plano ou num declive suave.
2	Dispneia ao caminhar em terreno plano seguindo alguém da sua idade ou ao ter de parar para recuperar o fôlego ao caminhar em terreno plano ao seu próprio ritmo.
3	Dispneia que obriga a parar para recuperar o fôlego após alguns minutos ou cem metros em terreno plano.
4	Dispneia que impossibilita a saída de casa, dispneia ao vestir-se ou despir-se.

Apêndice 2: Estádios radiológicos da sarcoidose de acordo com a classificação de Siltzbach.

Estádio Radiológico	Descrição
I	Adenopatia mediastínica telar (frequentemente bilateral) sem infiltrados pulmonares
II	Associação de adenopatias mediastínicas e hilares (frequentemente bilateral) com infiltrados pulmonares
III	Infiltrados pulmonares sem adenopatia
IV	Fibrose pulmonar

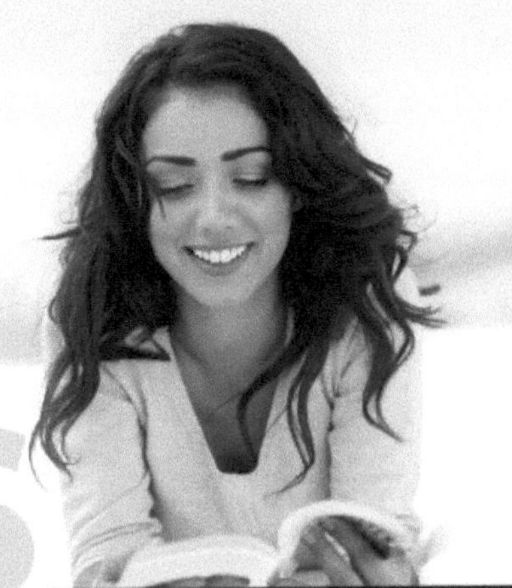

I want morebooks!

Buy your books fast and straightforward online - at one of world's fastest growing online book stores! Environmentally sound due to Print-on-Demand technologies.

Buy your books online at
www.morebooks.shop

Compre os seus livros mais rápido e diretamente na internet, em uma das livrarias on-line com o maior crescimento no mundo! Produção que protege o meio ambiente através das tecnologias de impressão sob demanda.

Compre os seus livros on-line em
www.morebooks.shop

info@omniscriptum.com
www.omniscriptum.com

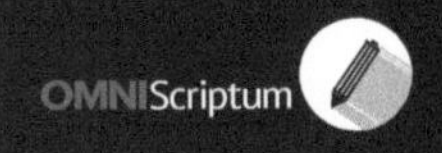

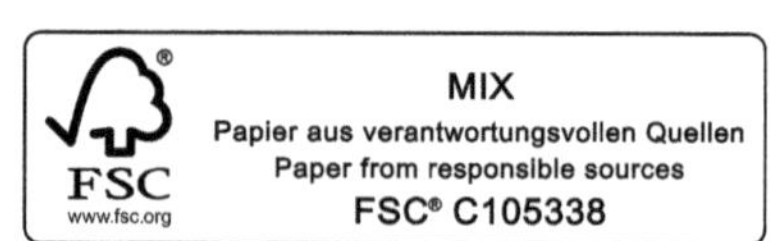

Printed by Books on Demand GmbH, Norderstedt / Germany